Self-Care Journal

for a

Healthier Life

This Journal belongs to:

....

DATE:

WEIGHT:

WAKE UP

BED TIME

SLEEP (Hrs)

I'm Grateful for:

ACTIVITIES:

....

....

....

....

EXERCISE LOG:

....

....

....

....

WATER INTAKE:

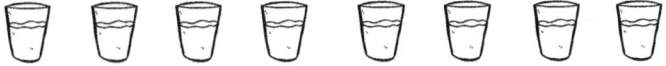

WHAT I ATE TODAY:

Breakfast: ....
Snack: ....
Lunch: ....
Dinner: ....

NOTES:

....
....
....
....

DATE:

WEIGHT:

WAKE UP

BED TIME

SLEEP (Hrs)

I'm Grateful for:

ACTIVITIES:

....

....

....

....

EXERCISE LOG:

....

....

....

....

WATER INTAKE: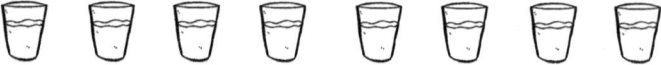

WHAT I ATE TODAY:

Breakfast: ....
Snack: ....
Lunch: ....
Dinner: ....

NOTES:
....
....
....
....

DATE:

WEIGHT:

WAKE UP

BED TIME

SLEEP (Hrs)

I'm Grateful for:

ACTIVITIES:

....

....

....

....

EXERCISE LOG:

....

....

....

....

WATER INTAKE:

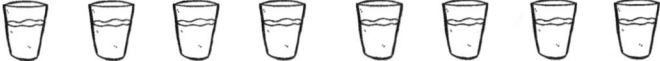

WHAT I ATE TODAY:

Breakfast: ....

Snack: ....

Lunch: ....

Dinner: ....

NOTES:

....

....

....

....

DATE:

WEIGHT:

WAKE UP

BED TIME

SLEEP (Hrs)

I'm Grateful for:

ACTIVITIES:

....

....

....

....

EXERCISE LOG:

....

....

....

....

WATER INTAKE:

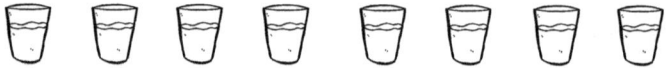

WHAT I ATE TODAY:

Breakfast: ....
Snack: ....
Lunch: ....
Dinner: ....

NOTES:

....
....
....
....

DATE: WEIGHT:

WAKE UP

BED TIME

SLEEP (Hrs)

I'm Grateful for:

ACTIVITIES:

....

....

....

....

EXERCISE LOG:

....

....

....

....

WATER INTAKE:

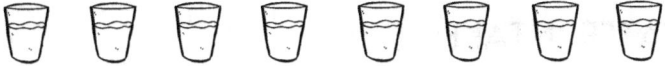

WHAT I ATE TODAY:

Breakfast: ....

Snack: ....

Lunch: ....

Dinner: ....

NOTES: ....

....

....

....

DATE:

WEIGHT:

WAKE UP

BED TIME

SLEEP (Hrs)

I'm Grateful for:

ACTIVITIES:

....
....
....
....

EXERCISE LOG:

....
....
....
....

WATER INTAKE:

WHAT I ATE TODAY:

Breakfast: ....
Snack: ....
Lunch: ....
Dinner: ....

NOTES:
....
....
....
....

DATE:

WEIGHT:

WAKE UP

BED TIME

SLEEP (Hrs)

I'm Grateful for:

ACTIVITIES:

....

....

....

....

EXERCISE LOG:

....

....

....

....

WATER INTAKE:

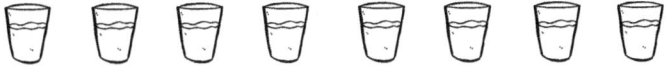

WHAT I ATE TODAY:

Breakfast: ....

Snack: ....

Lunch: ....

Dinner: ....

NOTES:

....

....

....

....

DATE:

WEIGHT:

WAKE UP

BED TIME

SLEEP (Hrs)

I'm Grateful for:

ACTIVITIES:

EXERCISE LOG:

WATER INTAKE:

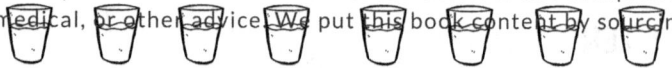

WHAT I ATE TODAY:

Breakfast:

Snack:

Lunch:

Dinner:

NOTES:

DATE:

WEIGHT:

WAKE UP

BED TIME

SLEEP (Hrs)

I'm Grateful for:

ACTIVITIES:

....

....

....

....

EXERCISE LOG:

....

....

....

....

WATER INTAKE:

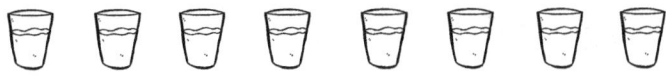

WHAT I ATE TODAY:

Breakfast: ....
Snack: ....
Lunch: ....
Dinner: ....

NOTES:

....

....

....

....

DATE:

WEIGHT:

WAKE UP

BED TIME

SLEEP (Hrs)

I'm Grateful for:

ACTIVITIES:

....

....

....

....

EXERCISE LOG:

....

....

....

....

WATER INTAKE:

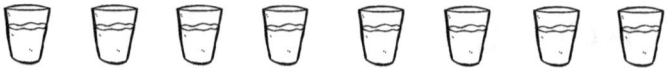

WHAT I ATE TODAY:

Breakfast: ....

Snack: ....

Lunch: ....

Dinner: ....

NOTES:

....

....

....

....

DATE:

WEIGHT:

WAKE UP

BED TIME

SLEEP (Hrs)

I'm Grateful for:

ACTIVITIES:

....

....

....

....

EXERCISE LOG:

....

....

....

....

WATER INTAKE:

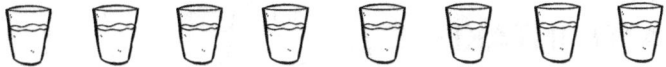

WHAT I ATE TODAY:

Breakfast: ....

Snack: ....

Lunch: ....

Dinner: ....

NOTES:

....

....

....

....

DATE:

WEIGHT:

WAKE UP

BED TIME

SLEEP (Hrs)

I'm Grateful for:

ACTIVITIES:

....

....

....

....

EXERCISE LOG:

....

....

....

....

WATER INTAKE:

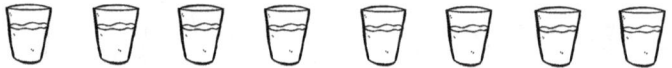

WHAT I ATE TODAY:

Breakfast: ....

Snack: ....

Lunch: ....

Dinner: ....

NOTES: ....

....

....

....

DATE:

WEIGHT:

WAKE UP

BED TIME

SLEEP (Hrs)

I'm Grateful for:

ACTIVITIES:

....

....

....

....

EXERCISE LOG:

....

....

....

....

WATER INTAKE:

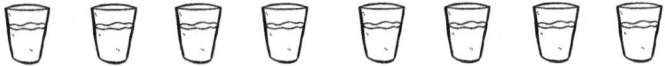

WHAT I ATE TODAY:

Breakfast: ....
Snack: ....
Lunch: ....
Dinner: ....

NOTES:

....
....
....
....

DATE:

WEIGHT:

WAKE UP

BED TIME

SLEEP (Hrs)

I'm Grateful for:

ACTIVITIES:

....
....
....
....

EXERCISE LOG:

....
....
....
....

WATER INTAKE: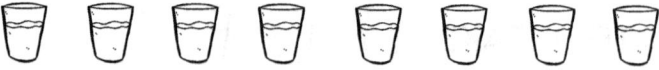

WHAT I ATE TODAY:

Breakfast: ....
Snack: ....
Lunch: ....
Dinner: ....

NOTES:

....
....
....
....

DATE:

WEIGHT:

WAKE UP

BED TIME

SLEEP (Hrs)

I'm Grateful for:

ACTIVITIES:

....

....

....

....

EXERCISE LOG:

....

....

....

....

WATER INTAKE:

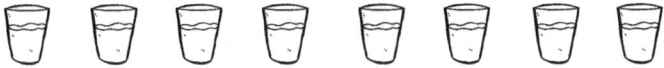

WHAT I ATE TODAY:

Breakfast:..
Snack: ....
Lunch: ....
Dinner: ....

NOTES:
....
....
....
....

DATE:

WEIGHT:

WAKE UP

BED TIME

SLEEP (Hrs)

I'm Grateful for:

ACTIVITIES:

....

....

....

....

EXERCISE LOG:

....

....

....

....

WATER INTAKE:

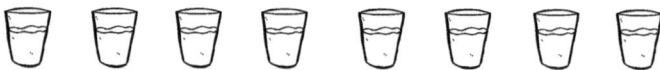

WHAT I ATE TODAY:

Breakfast: ....

Snack: ....

Lunch: ....

Dinner: ....

NOTES:

....

....

....

....

DATE:

WEIGHT:

WAKE UP

BED TIME

SLEEP (Hrs)

I'm Grateful for:

ACTIVITIES:

....

....

....

....

EXERCISE LOG:

....

....

....

....

WATER INTAKE:

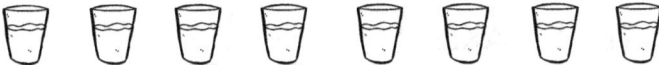

WHAT I ATE TODAY:

Breakfast: ....
Snack: ....
Lunch: ....
Dinner: ....

NOTES: ....

....

....

....

DATE:

WEIGHT:

WAKE UP

BED TIME

SLEEP (Hrs)

I'm Grateful for:

ACTIVITIES:

....

....

....

....

EXERCISE LOG:

....

....

....

....

WATER INTAKE:

WHAT I ATE TODAY:

Breakfast: ....
Snack: ....
Lunch: ....
Dinner: ....

NOTES:

....
....
....
....

DATE:

WEIGHT:

WAKE UP

BED TIME

SLEEP (Hrs)

I'm Grateful for:

ACTIVITIES:

....

....

....

....

EXERCISE LOG:

....

....

....

....

WATER INTAKE:

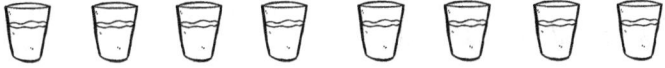

WHAT I ATE TODAY:

Breakfast:..
Snack: ....
Lunch: ....
Dinner: ....

NOTES: ....
....
....
....

DATE:

WEIGHT:

WAKE UP

BED TIME

SLEEP (Hrs)

I'm Grateful for:

ACTIVITIES:

....

....

....

....

EXERCISE LOG:

....

....

....

....

WATER INTAKE: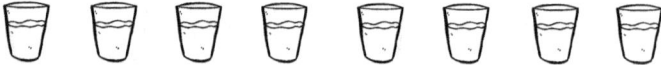

WHAT I ATE TODAY:

Breakfast: ....
Snack: ....
Lunch: ....
Dinner: ....

NOTES: ....
....
....
....

DATE:

WEIGHT:

WAKE UP

I'm Grateful for:

BED TIME

SLEEP (Hrs)

ACTIVITIES:

....

....

....

....

EXERCISE LOG:

....

....

....

....

WATER INTAKE:

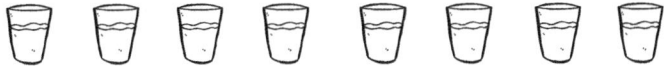

WHAT I ATE TODAY:

Breakfast: ....

Snack: ....

Lunch: ....

Dinner: ....

NOTES:

....

....

....

....

DATE:

WEIGHT:

WAKE UP

BED TIME

SLEEP (Hrs)

I'm Grateful for:

ACTIVITIES:

....

....

....

....

EXERCISE LOG:

....

....

....

....

WATER INTAKE:

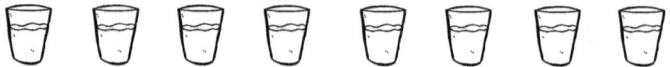

WHAT I ATE TODAY:

Breakfast: ....
Snack: ....
Lunch: ....
Dinner: ....

NOTES:

....
....
....
....

DATE:

WEIGHT:

WAKE UP

BED TIME

SLEEP (Hrs)

I'm Grateful for:

ACTIVITIES:

....

....

....

....

EXERCISE LOG:

....

....

....

....

WATER INTAKE:

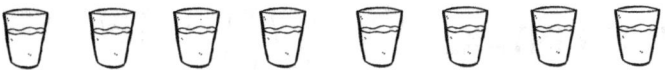

WHAT I ATE TODAY:

Breakfast: ....
Snack: ....
Lunch: ....
Dinner: ....

NOTES: ....

....

....

....

DATE:

WEIGHT:

WAKE UP

BED TIME

SLEEP (Hrs)

I'm Grateful for:

ACTIVITIES:

....
....
....
....

EXERCISE LOG:

....
....
....
....

WATER INTAKE:

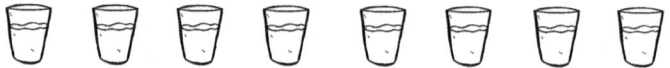

WHAT I ATE TODAY:

Breakfast: ....
Snack: ....
Lunch: ....
Dinner: ....

NOTES:

....
....
....
....

DATE:

WEIGHT:

WAKE UP

BED TIME

SLEEP (Hrs)

I'm Grateful for:

ACTIVITIES:

....

....

....

....

EXERCISE LOG:

....

....

....

....

WATER INTAKE:

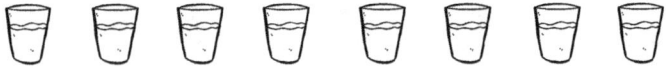

WHAT I ATE TODAY:

Breakfast: ....

Snack: ....

Lunch: ....

Dinner: ....

NOTES:

....

....

....

....

DATE:

WEIGHT:

WAKE UP

BED TIME

SLEEP (Hrs)

I'm Grateful for:

ACTIVITIES:

....
....
....
....

EXERCISE LOG:

....
....
....
....

WATER INTAKE: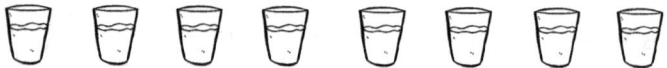

WHAT I ATE TODAY:

Breakfast: ....
Snack: ....
Lunch: ....
Dinner: ....

NOTES:

....
....
....
....

DATE:

WEIGHT:

WAKE UP

BED TIME

SLEEP (Hrs)

I'm Grateful for:

ACTIVITIES:

....
....
....
....

EXERCISE LOG:

....
....
....
....

WATER INTAKE:

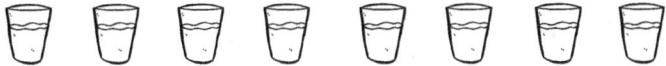

WHAT I ATE TODAY:

Breakfast: ....
Snack: ....
Lunch: ....
Dinner: ....

NOTES:

....
....
....
....

DATE:

WEIGHT:

WAKE UP

BED TIME

SLEEP (Hrs)

I'm Grateful for:

ACTIVITIES:

....

....

....

....

EXERCISE LOG:

....

....

....

....

WATER INTAKE:

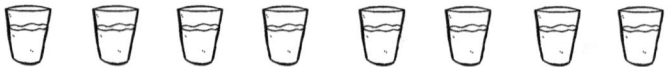

WHAT I ATE TODAY:

Breakfast: ....
Snack: ....
Lunch: ....
Dinner: ....

NOTES:

....
....
....
....

DATE:

WEIGHT:

WAKE UP

BED TIME

SLEEP (Hrs)

I'm Grateful for:

ACTIVITIES:

....

....

....

....

EXERCISE LOG:

....

....

....

....

WATER INTAKE:

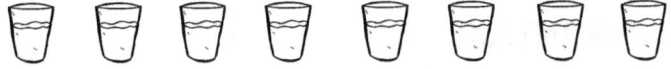

WHAT I ATE TODAY:

Breakfast: ....
Snack: ....
Lunch: ....
Dinner: ....

NOTES:
....
....
....
....

DATE:

WEIGHT:

WAKE UP

BED TIME

SLEEP (Hrs)

I'm Grateful for:

ACTIVITIES:

....

....

....

....

EXERCISE LOG:

....

....

....

....

WATER INTAKE:

WHAT I ATE TODAY:

Breakfast: ....
Snack: ....
Lunch: ....
Dinner: ....

NOTES:
....
....
....
....

DATE:

WEIGHT:

WAKE UP

BED TIME

SLEEP (Hrs)

I'm Grateful for:

ACTIVITIES:

....

....

....

....

EXERCISE LOG:

....

....

....

....

WATER INTAKE:

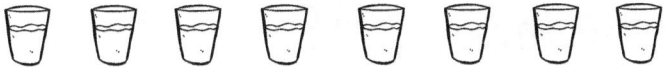

WHAT I ATE TODAY:

Breakfast:...

Snack: ....

Lunch: ....

Dinner: ....

NOTES:

....

....

....

....

DATE:

WEIGHT:

WAKE UP

BED TIME

SLEEP (Hrs)

I'm Grateful for:

ACTIVITIES:

....
....
....
....

EXERCISE LOG:

....
....
....
....

WATER INTAKE: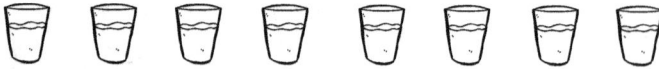

WHAT I ATE TODAY:

Breakfast: ....
Snack: ....
Lunch: ....
Dinner: ....

NOTES:
....
....
....
....

DATE:

WEIGHT:

WAKE UP

BED TIME

SLEEP (Hrs)

I'm Grateful for:

ACTIVITIES:

....

....

....

....

EXERCISE LOG:

....

....

....

....

WATER INTAKE:

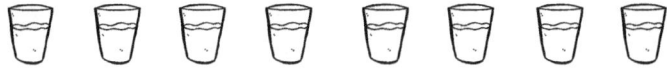

WHAT I ATE TODAY:

Breakfast:...

Snack: ....

Lunch: ....

Dinner: ....

NOTES:

....

....

....

....

DATE:

WEIGHT:

WAKE UP

BED TIME

SLEEP (Hrs)

I'm Grateful for:

ACTIVITIES:

....

....

....

....

EXERCISE LOG:

....

....

....

....

WATER INTAKE:

WHAT I ATE TODAY:

Breakfast: ....

Snack: ....

Lunch: ....

Dinner: ....

NOTES:

....

....

....

....

DATE:

WEIGHT:

WAKE UP

BED TIME

SLEEP (Hrs)

I'm Grateful for:

ACTIVITIES:

....

....

....

....

EXERCISE LOG:

....

....

....

....

WATER INTAKE:

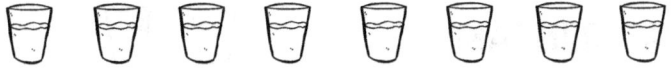

WHAT I ATE TODAY:

Breakfast: ....

Snack: ....

Lunch: ....

Dinner: ....

NOTES:

....

....

....

....

DATE:

WEIGHT:

WAKE UP

BED TIME

SLEEP (Hrs)

I'm Grateful for:

ACTIVITIES:

....

....

....

....

EXERCISE LOG:

....

....

....

....

WATER INTAKE:

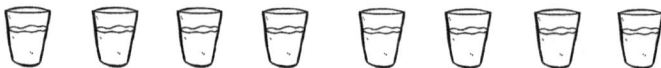

WHAT I ATE TODAY:

Breakfast: ....
Snack: ....
Lunch: ....
Dinner: ....

NOTES:

....
....
....
....

DATE:

WEIGHT:

WAKE UP

BED TIME

SLEEP (Hrs)

I'm Grateful for:

ACTIVITIES:

....

....

....

....

EXERCISE LOG:

....

....

....

....

WATER INTAKE:

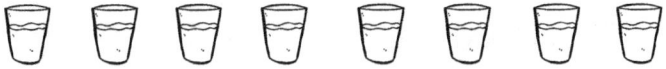

WHAT I ATE TODAY:

Breakfast: ....
Snack: ....
Lunch: ....
Dinner: ....

NOTES:

....
....
....
....

DATE:

WEIGHT:

WAKE UP

BED TIME

SLEEP (Hrs)

I'm Grateful for:

ACTIVITIES:

....

....

....

....

EXERCISE LOG:

....

....

....

....

WATER INTAKE:

WHAT I ATE TODAY:

Breakfast: ....

Snack: ....

Lunch: ....

Dinner: ....

NOTES:

....

....

....

....

DATE:

WEIGHT:

WAKE UP

BED TIME

SLEEP (Hrs)

I'm Grateful for:

ACTIVITIES:

....

....

....

....

EXERCISE LOG:

....

....

....

....

WATER INTAKE:

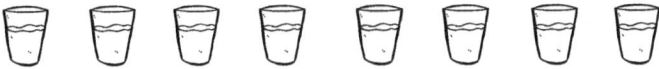

WHAT I ATE TODAY:

Breakfast: ....
Snack: ....
Lunch: ....
Dinner: ....

NOTES:

....
....
....
....

DATE:

WEIGHT:

WAKE UP

BED TIME

SLEEP (Hrs)

I'm Grateful for:

ACTIVITIES:

....

....

....

....

EXERCISE LOG:

....

....

....

....

WATER INTAKE:

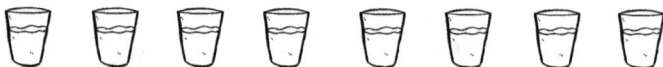

WHAT I ATE TODAY:

Breakfast: ....

Snack: ....

Lunch: ....

Dinner: ....

NOTES:

....

....

....

....

DATE:

WEIGHT:

WAKE UP

BED TIME

SLEEP (Hrs)

I'm Grateful for:

ACTIVITIES:

....

....

....

....

EXERCISE LOG:

....

....

....

....

WATER INTAKE:

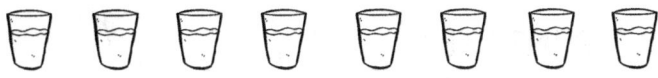

WHAT I ATE TODAY:

Breakfast: ....

Snack: ....

Lunch: ....

Dinner: ....

NOTES:

....

....

....

....

DATE:

WEIGHT:

WAKE UP

BED TIME

SLEEP (Hrs)

I'm Grateful for:

ACTIVITIES:

....

....

....

....

EXERCISE LOG:

....

....

....

....

WATER INTAKE:

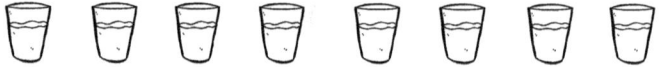

WHAT I ATE TODAY:

Breakfast: ....
Snack: ....
Lunch: ....
Dinner: ....

NOTES:

....
....
....
....

DATE: WEIGHT:

WAKE UP

BED TIME

SLEEP (Hrs)

I'm Grateful for:

ACTIVITIES:

....

....

....

....

EXERCISE LOG:

....

....

....

....

WATER INTAKE: 🥛 🥛 🥛 🥛 🥛 🥛 🥛 🥛

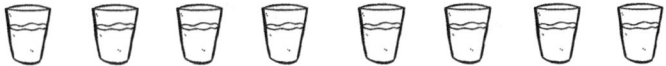

WHAT I ATE TODAY:

Breakfast: ....
Snack: ....
Lunch: ....
Dinner: ....

NOTES: ....

....

....

....

DATE:

WEIGHT:

WAKE UP

BED TIME

SLEEP (Hrs)

I'm Grateful for:

ACTIVITIES:

....
....
....
....

EXERCISE LOG:

....
....
....
....

WATER INTAKE:

WHAT I ATE TODAY:

Breakfast: ....
Snack: ....
Lunch: ....
Dinner: ....

NOTES:

....
....
....
....

DATE:

WEIGHT:

WAKE UP

BED TIME

SLEEP (Hrs)

I'm Grateful for:

ACTIVITIES:

....

....

....

....

EXERCISE LOG:

....

....

....

....

WATER INTAKE:

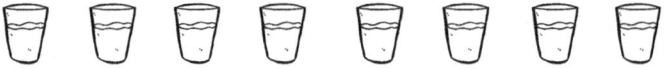

WHAT I ATE TODAY:

Breakfast: ....
Snack: ....
Lunch: ....
Dinner: ....

NOTES:

....
....
....
....

DATE:

WEIGHT:

WAKE UP

BED TIME

SLEEP (Hrs)

I'm Grateful for:

ACTIVITIES:

....

....

....

....

EXERCISE LOG:

....

....

....

....

WATER INTAKE:

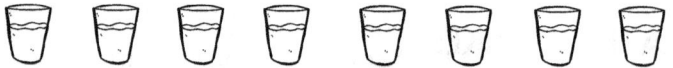

WHAT I ATE TODAY:

Breakfast: ....
Snack: ....
Lunch: ....
Dinner: ....

NOTES:

....
....
....
....

DATE:

WEIGHT:

WAKE UP

BED TIME

SLEEP (Hrs)

I'm Grateful for:

ACTIVITIES:

....

....

....

....

EXERCISE LOG:

....

....

....

....

WATER INTAKE:

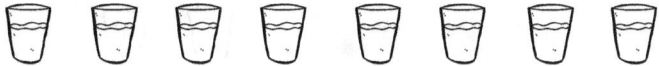

WHAT I ATE TODAY:

Breakfast: ....
Snack: ....
Lunch: ....
Dinner: ....

NOTES:

....
....
....
....

DATE:

WEIGHT:

WAKE UP

BED TIME

SLEEP (Hrs)

I'm Grateful for:

ACTIVITIES:

....

....

....

....

EXERCISE LOG:

....

....

....

....

WATER INTAKE:

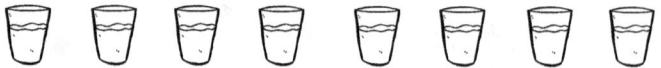

WHAT I ATE TODAY:
Breakfast: ....
Snack: ....
Lunch: ....
Dinner: ....

NOTES:
....
....
....
....

DATE:

WEIGHT:

WAKE UP

BED TIME

SLEEP (Hrs)

I'm Grateful for:

ACTIVITIES:

....

....

....

....

EXERCISE LOG:

....

....

....

....

WATER INTAKE:

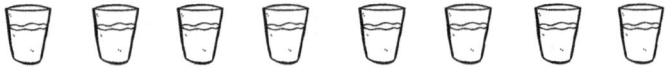

WHAT I ATE TODAY:

Breakfast: ....

Snack: ....

Lunch: ....

Dinner: ....

NOTES:

....

....

....

....

DATE: WEIGHT:

WAKE UP

BED TIME

SLEEP (Hrs)

I'm Grateful for:

ACTIVITIES:

....

....

....

....

EXERCISE LOG:

....

....

....

....

WATER INTAKE:

WHAT I ATE TODAY:

Breakfast: ....

Snack: ....

Lunch: ....

Dinner: ....

NOTES:

....

....

....

....

DATE:

WEIGHT:

WAKE UP

BED TIME

SLEEP (Hrs)

I'm Grateful for:

ACTIVITIES:

....

....

....

....

EXERCISE LOG:

....

....

....

....

WATER INTAKE:

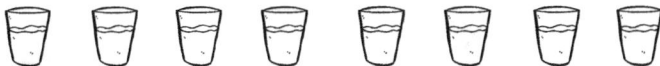

WHAT I ATE TODAY:

Breakfast: ....

Snack: ....

Lunch: ....

Dinner: ....

NOTES:

....

....

....

....

DATE:

WEIGHT:

WAKE UP

BED TIME

SLEEP (Hrs)

I'm Grateful for:

ACTIVITIES:

....

....

....

....

EXERCISE LOG:

....

....

....

....

WATER INTAKE: 🥛 🥛 🥛 🥛 🥛 🥛 🥛 🥛

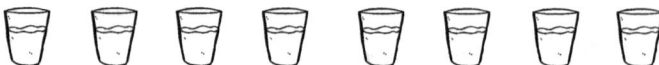

WHAT I ATE TODAY:

Breakfast: ....

Snack: ....

Lunch: ....

Dinner: ....

NOTES:

....

....

....

....

DATE:

WEIGHT:

WAKE UP

I'm Grateful for:

BED TIME

SLEEP (Hrs)

ACTIVITIES:

....

....

....

....

EXERCISE LOG:

....

....

....

....

WATER INTAKE:

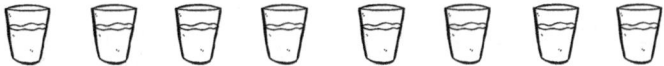

WHAT I ATE TODAY:

Breakfast: ....

Snack: ....

Lunch: ....

Dinner: ....

NOTES:

....

....

....

....

DATE:

WEIGHT:

WAKE UP

BED TIME

SLEEP (Hrs)

I'm Grateful for:

ACTIVITIES:

....

....

....

....

EXERCISE LOG:

....

....

....

....

WATER INTAKE:

WHAT I ATE TODAY:

Breakfast: ....
Snack: ....
Lunch: ....
Dinner: ....

NOTES:
....
....
....
....

DATE:

WEIGHT:

WAKE UP

BED TIME

SLEEP (Hrs)

I'm Grateful for:

ACTIVITIES:

....

....

....

....

EXERCISE LOG:

....

....

....

....

WATER INTAKE:

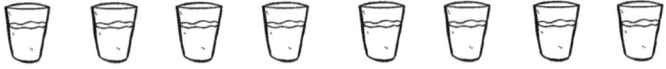

WHAT I ATE TODAY:

Breakfast: ....
Snack: ....
Lunch: ....
Dinner: ....

NOTES:

....
....
....
....

DATE:

WEIGHT:

WAKE UP

BED TIME

SLEEP (Hrs)

I'm Grateful for:

ACTIVITIES:

....

....

....

....

EXERCISE LOG:

....

....

....

....

WATER INTAKE: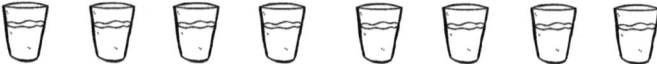

WHAT I ATE TODAY:

Breakfast: ....
Snack: ....
Lunch: ....
Dinner: ....

NOTES:

....
....
....
....

DATE:

WEIGHT:

WAKE UP

BED TIME

SLEEP (Hrs)

I'm Grateful for:

ACTIVITIES:

....
....
....
....

EXERCISE LOG:

....
....
....
....

WATER INTAKE:

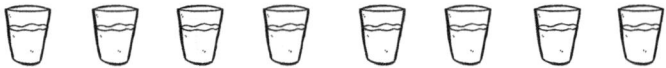

WHAT I ATE TODAY:

Breakfast: ....
Snack: ....
Lunch: ....
Dinner: ....

NOTES:
....
....
....
....

DATE:

WEIGHT:

WAKE UP

BED TIME

SLEEP (Hrs)

I'm Grateful for:

ACTIVITIES:

....

....

....

....

EXERCISE LOG:

....

....

....

....

WATER INTAKE:

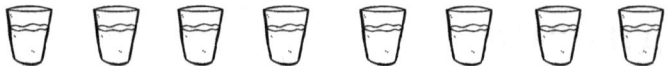

WHAT I ATE TODAY:

Breakfast: ....
Snack: ....
Lunch: ....
Dinner: ....

NOTES:

....
....
....
....

DATE:

WEIGHT:

WAKE UP

BED TIME

SLEEP (Hrs)

I'm Grateful for:

ACTIVITIES:

....

....

....

....

EXERCISE LOG:

....

....

....

....

WATER INTAKE:

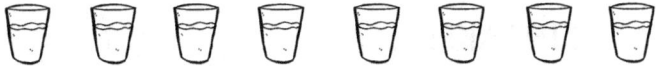

WHAT I ATE TODAY:

Breakfast: ....

Snack: ....

Lunch: ....

Dinner: ....

NOTES:

....

....

....

....

DATE:

WEIGHT:

WAKE UP

BED TIME

SLEEP (Hrs)

I'm Grateful for:

ACTIVITIES:

....

....

....

....

EXERCISE LOG:

....

....

....

....

WATER INTAKE:

WHAT I ATE TODAY:

Breakfast: ....
Snack: ....
Lunch: ....
Dinner: ....

NOTES:

....
....
....
....

DATE:

WEIGHT:

WAKE UP

BED TIME

SLEEP (Hrs)

I'm Grateful for:

ACTIVITIES:

....

....

....

....

EXERCISE LOG:

....

....

....

....

WATER INTAKE:

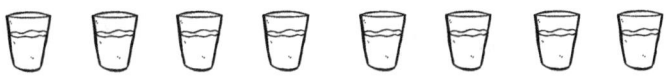

WHAT I ATE TODAY:

Breakfast:..
Snack: ....
Lunch: ....
Dinner: ....

NOTES:
....

....

....

....

DATE:

WEIGHT:

WAKE UP

BED TIME

SLEEP (Hrs)

I'm Grateful for:

ACTIVITIES:

....

....

....

....

EXERCISE LOG:

....

....

....

....

WATER INTAKE: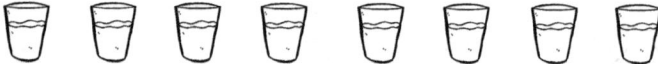

WHAT I ATE TODAY:

Breakfast: ....

Snack: ....

Lunch: ....

Dinner: ....

NOTES:

....

....

....

....

DATE:

WEIGHT:

WAKE UP

BED TIME

SLEEP (Hrs)

I'm Grateful for:

ACTIVITIES:

....

....

....

....

EXERCISE LOG:

....

....

....

....

WATER INTAKE:

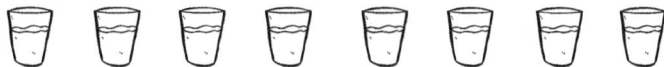

WHAT I ATE TODAY:

Breakfast: ....

Snack: ....

Lunch: ....

Dinner: ....

NOTES:

....

....

....

....

DATE:

WEIGHT:

WAKE UP

BED TIME

SLEEP (Hrs)

I'm Grateful for:

ACTIVITIES:

....

....

....

....

EXERCISE LOG:

....

....

....

....

WATER INTAKE:

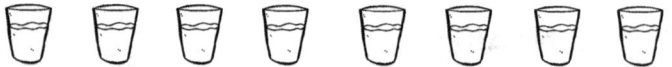

WHAT I ATE TODAY:

Breakfast: ....
Snack: ....
Lunch: ....
Dinner: ....

NOTES:

....
....
....
....

DATE:

WEIGHT:

WAKE UP

BED TIME

SLEEP (Hrs)

I'm Grateful for:

ACTIVITIES:

....

....

....

....

EXERCISE LOG:

....

....

....

....

WATER INTAKE:

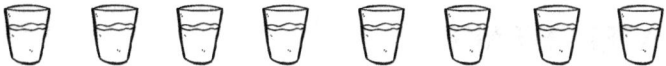

WHAT I ATE TODAY:

Breakfast: ....
Snack: ....
Lunch: ....
Dinner: ....

NOTES: ....
....
....
....

DATE:

WEIGHT:

WAKE UP

BED TIME

SLEEP (Hrs)

I'm Grateful for:

ACTIVITIES:

....

....

....

....

EXERCISE LOG:

....

....

....

....

WATER INTAKE:

WHAT I ATE TODAY:

Breakfast: ....
Snack: ....
Lunch: ....
Dinner: ....

NOTES:

....
....
....
....

DATE:

WEIGHT:

WAKE UP

BED TIME

SLEEP (Hrs)

I'm Grateful for:

ACTIVITIES:

....

....

....

....

EXERCISE LOG:

....

....

....

....

WATER INTAKE:

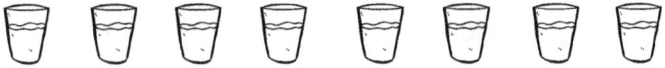

WHAT I ATE TODAY:

Breakfast: ....
Snack: ....
Lunch: ....
Dinner: ....

NOTES:

....
....
....
....

DATE:

WEIGHT:

WAKE UP

BED TIME

SLEEP (Hrs)

I'm Grateful for:

ACTIVITIES:

....

....

....

....

EXERCISE LOG:

....

....

....

....

WATER INTAKE:

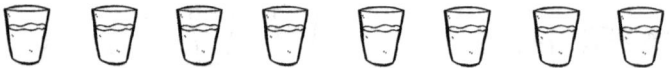

WHAT I ATE TODAY:

Breakfast: ....

Snack: ....

Lunch: ....

Dinner: ....

NOTES:

....

....

....

....

DATE:

WEIGHT:

WAKE UP

BED TIME

SLEEP (Hrs)

I'm Grateful for:

ACTIVITIES:

....
....
....
....

EXERCISE LOG:

....
....
....
....

WATER INTAKE:

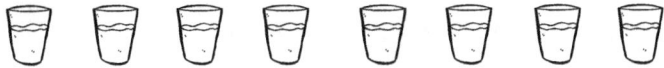

WHAT I ATE TODAY:

Breakfast: ....
Snack: ....
Lunch: ....
Dinner: ....

NOTES: ....
....
....
....

DATE: WEIGHT:

WAKE UP

BED TIME

SLEEP (Hrs)

I'm Grateful for:

ACTIVITIES:

....

....

....

....

EXERCISE LOG:

....

....

....

....

WATER INTAKE:

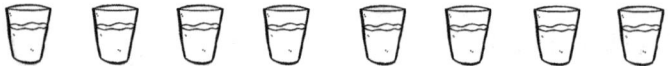

WHAT I ATE TODAY:

Breakfast: ....
Snack: ....
Lunch: ....
Dinner: ....

NOTES:

....
....
....
....

DATE:

WEIGHT:

WAKE UP

BED TIME

SLEEP (Hrs)

I'm Grateful for:

ACTIVITIES:

....

....

....

....

EXERCISE LOG:

....

....

....

....

WATER INTAKE:

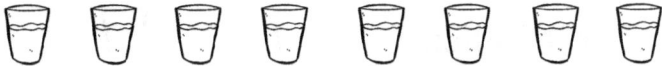

WHAT I ATE TODAY:

Breakfast:...
Snack: ....
Lunch: ....
Dinner: ....

NOTES: ....
....
....
....

DATE:

WEIGHT:

WAKE UP

BED TIME

SLEEP (Hrs)

I'm Grateful for:

ACTIVITIES:

....

....

....

....

EXERCISE LOG:

....

....

....

....

WATER INTAKE: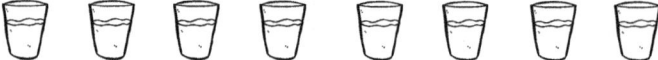

WHAT I ATE TODAY:

Breakfast: ....
Snack: ....
Lunch: ....
Dinner: ....

NOTES:

....
....
....
....

DATE:

WEIGHT:

WAKE UP

BED TIME

SLEEP (Hrs)

I'm Grateful for:

ACTIVITIES:

....

....

....

....

EXERCISE LOG:

....

....

....

....

WATER INTAKE:

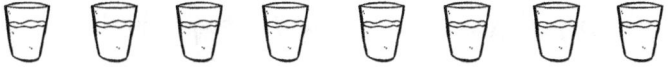

WHAT I ATE TODAY:

Breakfast: ....

Snack: ....

Lunch: ....

Dinner: ....

NOTES:

....

....

....

....

DATE:

WEIGHT:

WAKE UP

BED TIME

SLEEP (Hrs)

I'm Grateful for:

ACTIVITIES:

....

....

....

....

EXERCISE LOG:

....

....

....

....

WATER INTAKE:

WHAT I ATE TODAY:

Breakfast: ....
Snack: ....
Lunch: ....
Dinner: ....

NOTES:

....
....
....
....

DATE:

WEIGHT:

WAKE UP

BED TIME

SLEEP (Hrs)

I'm Grateful for:

ACTIVITIES:

....

....

....

....

EXERCISE LOG:

....

....

....

....

WATER INTAKE:

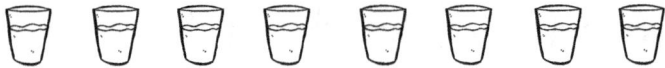

WHAT I ATE TODAY:

Breakfast: ....
Snack: ....
Lunch: ....
Dinner: ....

NOTES:

....
....
....
....

DATE:

WEIGHT:

WAKE UP

BED TIME

SLEEP (Hrs)

I'm Grateful for:

ACTIVITIES:

....

....

....

....

EXERCISE LOG:

....

....

....

....

WATER INTAKE:

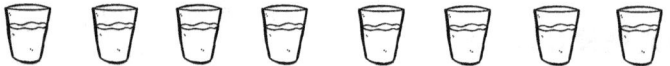

WHAT I ATE TODAY:

Breakfast: ....
Snack: ....
Lunch: ....
Dinner: ....

NOTES:

....
....
....
....

DATE:

WEIGHT:

WAKE UP

BED TIME

SLEEP (Hrs)

I'm Grateful for:

ACTIVITIES:

....

....

....

....

EXERCISE LOG:

....

....

....

....

WATER INTAKE:

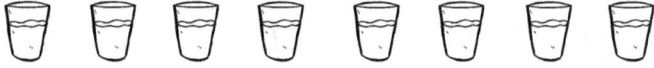

WHAT I ATE TODAY:

Breakfast: ....
Snack: ....
Lunch: ....
Dinner: ....

NOTES:

....
....
....
....

DATE:

WEIGHT:

WAKE UP

BED TIME

SLEEP (Hrs)

I'm Grateful for:

ACTIVITIES:

....

....

....

....

EXERCISE LOG:

....

....

....

....

WATER INTAKE:

WHAT I ATE TODAY:

Breakfast: ....
Snack: ....
Lunch: ....
Dinner: ....

NOTES:

....
....
....
....

DATE:

WEIGHT:

WAKE UP

BED TIME

SLEEP (Hrs)

I'm Grateful for:

ACTIVITIES:

....
....
....
....

EXERCISE LOG:

....
....
....
....

WATER INTAKE:

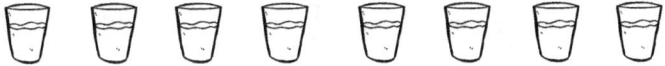

WHAT I ATE TODAY:

Breakfast: ....
Snack: ....
Lunch: ....
Dinner: ....

NOTES:

DATE:

WEIGHT:

WAKE UP

BED TIME

SLEEP (Hrs)

I'm Grateful for:

ACTIVITIES:

....

....

....

....

EXERCISE LOG:

....

....

....

....

WATER INTAKE: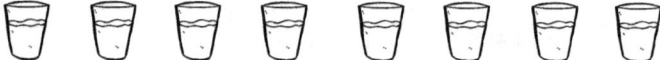

WHAT I ATE TODAY:

Breakfast: ....
Snack: ....
Lunch: ....
Dinner: ....

NOTES: ....

....

....

....

DATE:

WEIGHT:

WAKE UP

BED TIME

SLEEP (Hrs)

I'm Grateful for:

ACTIVITIES:

....

....

....

....

EXERCISE LOG:

....

....

....

....

WATER INTAKE:

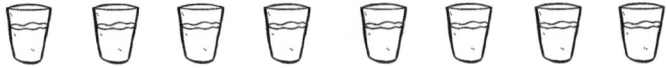

WHAT I ATE TODAY:

Breakfast: ....
Snack: ....
Lunch: ....
Dinner: ....

NOTES:

....
....
....
....

DATE:

WEIGHT:

WAKE UP

BED TIME

SLEEP (Hrs)

I'm Grateful for:

ACTIVITIES:
....
....
....
....

EXERCISE LOG:
....
....
....
....

WATER INTAKE: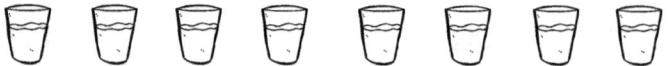

WHAT I ATE TODAY:
Breakfast: ....
Snack: ....
Lunch: ....
Dinner: ....

NOTES:
....
....
....
....

DATE:

WEIGHT:

WAKE UP

BED TIME

SLEEP (Hrs)

I'm Grateful for:

ACTIVITIES:

....
....
....
....

EXERCISE LOG:

....
....
....
....

WATER INTAKE:

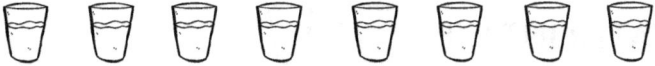

WHAT I ATE TODAY:

Breakfast: ....
Snack: ....
Lunch: ....
Dinner: ....

NOTES:
....
....
....
....

DATE:

WEIGHT:

WAKE UP

BED TIME

SLEEP (Hrs)

I'm Grateful for:

ACTIVITIES:

....

....

....

....

EXERCISE LOG:

....

....

....

....

WATER INTAKE: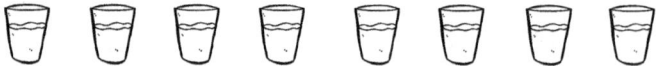

WHAT I ATE TODAY:

Breakfast: ....
Snack: ....
Lunch: ....
Dinner: ....

NOTES:

....
....
....
....

DATE:

WEIGHT:

WAKE UP

BED TIME

SLEEP (Hrs)

I'm Grateful for:

ACTIVITIES:

....

....

....

....

EXERCISE LOG:

....

....

....

....

WATER INTAKE:

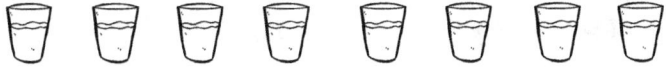

WHAT I ATE TODAY:

Breakfast: ....

Snack: ....

Lunch: ....

Dinner: ....

NOTES:

....

....

....

....

DATE:

WEIGHT:

WAKE UP

BED TIME

SLEEP (Hrs)

I'm Grateful for:

ACTIVITIES:

....

....

....

....

EXERCISE LOG:

....

....

....

....

WATER INTAKE:

WHAT I ATE TODAY:

Breakfast: ....
Snack: ....
Lunch: ....
Dinner: ....

NOTES: ....

....
....
....

DATE:

WEIGHT:

WAKE UP

BED TIME

SLEEP (Hrs)

I'm Grateful for:

ACTIVITIES:

....

....

....

....

EXERCISE LOG:

....

....

....

....

WATER INTAKE:

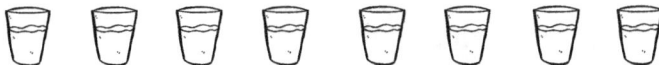

WHAT I ATE TODAY:

Breakfast: ....

Snack: ....

Lunch: ....

Dinner: ....

NOTES: ....

....

....

....

DATE:

WEIGHT:

WAKE UP

BED TIME

SLEEP (Hrs)

I'm Grateful for:

ACTIVITIES:

....

....

....

....

EXERCISE LOG:

....

....

....

....

WATER INTAKE:
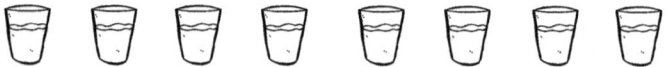

WHAT I ATE TODAY:
Breakfast: ....
Snack: ....
Lunch: ....
Dinner: ....

NOTES:
....
....
....
....

DATE:

WEIGHT:

WAKE UP

BED TIME

SLEEP (Hrs)

I'm Grateful for:

ACTIVITIES:

....

....

....

....

EXERCISE LOG:

....

....

....

....

WATER INTAKE:

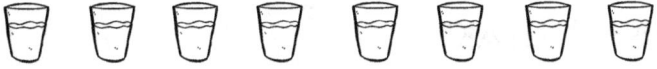

WHAT I ATE TODAY:

Breakfast: ....
Snack: ....
Lunch: ....
Dinner: ....

NOTES:

....
....
....
....

DATE:

WEIGHT:

WAKE UP

BED TIME

SLEEP (Hrs)

I'm Grateful for:

ACTIVITIES:

....

....

....

....

EXERCISE LOG:

....

....

....

....

WATER INTAKE: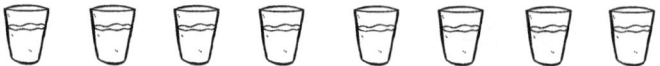

WHAT I ATE TODAY:

Breakfast: ....
Snack: ....
Lunch: ....
Dinner: ....

NOTES:

....
....
....
....

DATE:

WEIGHT:

WAKE UP

I'm Grateful for:

BED TIME

SLEEP (Hrs)

ACTIVITIES:

....

....

....

....

EXERCISE LOG:

....

....

....

....

WATER INTAKE:

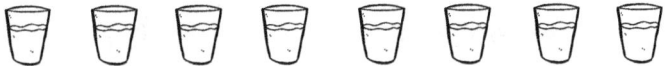

WHAT I ATE TODAY:

Breakfast:...
Snack: ....
Lunch: ....
Dinner: ....

NOTES: ....

....

....

....

DATE:

WEIGHT:

WAKE UP

BED TIME

SLEEP (Hrs)

I'm Grateful for:

ACTIVITIES:

....

....

....

....

EXERCISE LOG:

....

....

....

....

WATER INTAKE:

WHAT I ATE TODAY:

Breakfast: ....

Snack: ....

Lunch: ....

Dinner: ....

NOTES:

....

....

....

....

DATE:

WEIGHT:

WAKE UP

BED TIME

SLEEP (Hrs)

I'm Grateful for:

ACTIVITIES:

....

....

....

....

EXERCISE LOG:

....

....

....

....

WATER INTAKE:

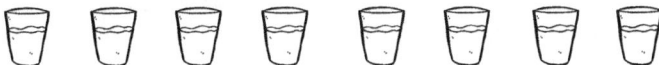

WHAT I ATE TODAY:

Breakfast: ....
Snack: ....
Lunch: ....
Dinner: ....

NOTES:
....
....
....
....

DATE:

WEIGHT:

WAKE UP

BED TIME

SLEEP (Hrs)

I'm Grateful for:

ACTIVITIES:

....

....

....

....

EXERCISE LOG:

....

....

....

....

WATER INTAKE:

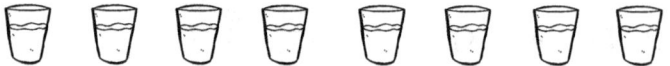

WHAT I ATE TODAY:

Breakfast: ....
Snack: ....
Lunch: ....
Dinner: ....

NOTES:

....
....
....
....

DATE:

WEIGHT:

WAKE UP

BED TIME

SLEEP (Hrs)

I'm Grateful for:

ACTIVITIES:

....

....

....

....

EXERCISE LOG:

....

....

....

....

WATER INTAKE:

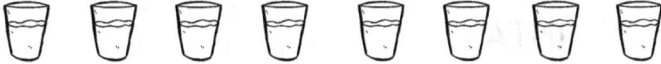

WHAT I ATE TODAY:

Breakfast: ....

Snack: ....

Lunch: ....

Dinner: ....

NOTES: ....

....

....

....

DATE:

WEIGHT:

WAKE UP

BED TIME

SLEEP (Hrs)

I'm Grateful for:

ACTIVITIES:

....

....

....

....

EXERCISE LOG:

....

....

....

....

WATER INTAKE:

WHAT I ATE TODAY:

Breakfast: ....

Snack: ....

Lunch: ....

Dinner: ....

NOTES:

....

....

....

....

Want free goodies?

Thank You!

so much for trying our Welness Journal!
We'd love to hear from you!

If you've found this to be a good book please,
support us and leave a review.

If you have any suggestions or issues with this book, or if
you want to test some of our latest notebooks
please email us.

Send email to:

pickme.readme@gmail.com